EAUX

MINÉRALES

DU SAIL-SOUS-COUZAN.

NOTICE

SUR

LES EAUX MINÉRALES

Du Sail-sous-Couzan,

CANTON DE SAINT-GEORGES-EN-COUZAN,

ARRONDISSEMENT DE MONTBRISON,

DEPARTEMENT DE LA LOIRE.

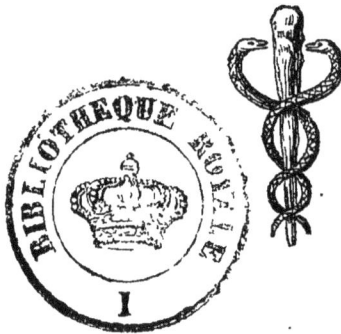

MONTBRISON,

IMPRIMERIE DE BERNARD, LIBRAIRE,

Grande-Rue, n. 26.

1835.

NOTICE

LES EAUX MINÉRALES

Du Sail-sous-Couzan.

———◦———

En 1802 le ministre de l'intérieur, M. Chaptal, m'avait chargé d'analyser les Eaux minérales de Sail-sous-Couzan, et d'en indiquer les propriétés. Ce travail devait être accompagné de mes observations sur leurs effets, sur la localité, enfin sur les réparations et l'entretien qu'exigeait la fontaine. A l'analyse près, que la saison rigoureuse de l'hiver ne me permit pas de faire, je répondis par un mémoire et l'envoyai à la préfecture. Il est resté sans effet. Au mois de février dernier, ayant de nouveau représenté à M. le préfet l'utilité qu'elles pouvaient avoir, ce magistrat adressa à S. E. monseigneur le ministre de l'intérieur un rapport détaillé, d'après lequel est intervenue une ordonnance royale du 14 juillet dernier, qui m'a nommé inspecteur des Eaux minérales du Sail-sous-Couzan, et j'ai été autorisé, ainsi que la commune, à qui les sources appartiennent, à faire impri-

mer un prospectus, pour faire connaître leur valeur
et leur utilité, après qu'il aura reçu l'approbation de
M. le préfet.

Si la connaissance des principes constitutifs et des
vertus de ces Eaux était nécessaire au gouverne-
ment, pour m'en confier la direction, elle n'est pas
moins utile aux gens de l'art et aux malades qui dé-
sirent s'y rendre, afin que les uns puissent décider
des cas où elles doivent être avantageuses, et que
les autres y viennent avec plus de confiance ; ces
motifs m'ont engagé à en publier l'analyse que vient
d'en faire M. Tamain, pharmacien de la ville de
Roanne, en ma présence, avec l'exactitude la plus
rigoureuse et l'emploi de tous les procédés connus.

Il existe dans notre département une infinité de
sources d'Eau minérale, telles que celle de Saint-
Alban, d'Origny, à peu de distance de Roanne ; du
bois Duivon, commune de Cremeaux ; la fontaine
Millet au-dessous de Saint-Priest-la-Roche, et sur
la rive droite de la Loire ; celle de Vérrières, canton
de Saint-Germain-Laval, et près de cette ville ; enfin
les Fonforts à Montbrison, à Moingt, à Saint-Gal-
mier. Toutes sont froides, et possèdent à quelque
chose près les mêmes principes : mais il n'en est au-
cune qui présente, par sa situation, des avantages
aussi précieux que celle de Sail, ainsi qu'on en ju-
gera par la description topographique suivante.

TOPOGRAPHIE.

Sail-sous–Couzan, village composé de cent feux, à une lieue de la ville de Boën, trois de Montbrison, demi-lieue de la grande route de Lyon à Bordeaux, sur la rive gauche du Lignon, divisé en deux par le ruisseau dit Chagnon, qui, coulant de cascade en cascade, de l'ouest à l'est, passe près de la fontaine ; Sail, dis–je, est situé dans une vallée des plus riantes, couverte de prairies entrecoupées de coteaux garnis de vignes et d'arbres à fruits ; l'on y trouve des pro-menades charmantes, faciles variées et très étendues ; des hameaux, des usines de distance en distance. Les montagnes qui bornent ce village, tant au midi qu'au nord, ne sont pas moins intéressantes par les sites heureux qu'on y rencontre, que par les points de vue qui se développent à mesure que l'on gravit, enfin par l'immensité d'objets que l'œil peut à peine embras-ser et parcourir lorsqu'on est parvenu au sommet ; l'une d'elles, quoique très élevée, produit d'assez bon vin (on y cultive la vigne de fond en cime), l'autre, plus âpre, plus stérile, présente çà et là quel-ques bois de pin ; elle est couronnée par un château-fort, dont le délabrement et les ruines annoncent la vétusté, et qui porte le nom du village. Il en existe une troisième que je ne saurais passer sous silence : elle part du pied de la fontaine, s'élève graduellement en se prolongeant à l'ouest; à trois quarts de lieue de sa base, l'on remarque un produit volcanique assez curieux ; enfin, à une distance très rapprochée de Couzan, et sur la route qui couduit à Boën, l'on trouve le chapitre de Leigneux, sur un plateau, d'où l'on découvre un vallon riche et délicieux qu'arrose le ruisseau d'Anson, avant de se perdre et se confondre dans le Lignon. Les buveurs d'eau pourraient, au besoin, se procurer dans cet endroit de beaux et bons logemens, ceux qu'occupaient jadis les chanoinesses. Mais il faudrait pour cela supposer une préférence particulière pour le local qui est admirable, où une affluence de malades telle qu'il fût impossible de se loger à Sail, où plusieurs particuliers ont fait construire des édifices assez commodes ; on y distingue entr'autres un établissement que vient de former M. Tissier : il y a réuni agrément, commodité, propreté ; une branche d'eau vive, et qui se renouvelle, entretient un canal au bas d'un vaste jardin et le long de la salle des bains, ce qui offre l'avantage de les prendre à un degré de chaleur quelconque, ou dans l'eau courante, sans sortir de l'enceinte.

ANALYSE.

Propriétés Physiques.

L'Eau de cette source est très-limpide ; elle bouillonne considérablement. Il s'élève de sa surface de petits jets à quatre ou cinq pouces de hauteur : elle dépose sur les parois du bassin un sédiment jaune-rougeâtre qui est un mélange de sous-carbonate de fer, de chaux et de magnésie.

Sa température est toujours à quatre degrés au-dessous de celle de l'atmosphère et du ruisseau Chagnon, ainsi que nous nous en sommes convaincus au moyen du thermomètre.

La différence de l'eau distillée d'avec celle de la fontaine, est d'un quart de degré ; l'aréomètre a marqué constamment dix dans la première, neuf et trois quarts dans la seconde.

Cette Eau a une saveur piquante. Elle est très-agréable à boire, laissant un arrière-goût légèrement ferrugineux. Les bestiaux en sont extrêmement avides et la préfèrent à toute autre. Par son mélange avec le vin rouge, celui-ci prend une teinte violette tirant sur le noir

Les reptiles et les grenouilles qu'on y plonge, périssent promptement.

Examen par les Réactifs.

1.º La teinture de tournesol a été rougie ;

2.º La couleur du sirop de violettes a passé au vert ;

3.º L'alcohol gallique a communiqué à l'eau une couleur de vin clairet qui s'est foncée par l'action de l'air ;

4.º Le prussiate de chaux, aidé d'un peu d'acide muriatique, a donné une couleur azurée ;

5.º La solution du mélange de muriate de chaux et d'ammoniaque a occasionné un précipité abondant ;

6.º L'eau de chaux a été troublée ;

7.º L'oxolate de potasse a produit un précipité blanc ;

8.º L'alcohol de savon a été décomposé ;

9.º Le muriate de baryte a fourni un précipité blanc qu'un excès d'acide a laissé insoluble ;

10.º Le nitrate d'argent a fait naître un précipité blanc, dont l'acide nitrique pur n'a dissous qu'une partie, mais l'ammoniaque a rendu la liqueur très-limpide ;

11.º L'ammoniaque liquide a communiqué à l'eau une couleur un peu laiteuse ;

12.º Nous avons observé que le papier curcuma devenait rouge dans l'eau minérale privée d'acide carbonique, par l'ébullition, tandis qu'il conservait sa couleur lorsqu'il était plongé dans la source ; que, par la privation du même principe, elle décomposait la solution de dento-muriate de mercure, inattaquable par l'eau gazeuse.

Résumé de ces Expériences.

Le premier réactif indique, dans cette Eau minérale, la présence d'un acide libre ;

. Le deuxième et douxième, d'un sous-carbonate alcali ;

Le troisième et quatrième, du fer ;

Le cinquième et sixième, de l'acide carbonique libre et combiné ;

Le septième, de la chaux ;

Le huitième, d'une substance terreuse ;

.Le neuvième, de l'acide sulfurique ;

Le dixième, de l'acide muriatique ;

Le onzième, de la magnésie.

ÉVAPORATION.

Dix-huit livres d'Eau minérale, poids médicinal, ont été soumises à l'évaporation dans un vaisseau convenable ; il s'en est dégagé une quantité considérable de bulles avant que le liquide ait été porté à 80° R. ; et l'acide carbonique s'étant volatilisé, les carbonates insolubles dans l'eau se sont précipités. Nous avons obtenu un résidu d'un blanc-jaunâtre qui, bien sec, pesait 492 grains.

Cette masse réduite en poudre a été soumise à l'action de 10 onces d'eau distillée bouillante, employée à différentes fois. Il est résulté un résidu insoluble qui, filtré et séché, pesait 134 grains, que nous avons mis à part.

La solution aqueuse évaporée jusqu'à siccité, a produit 334 grains, sur lesquels nous avons versé à trois reprises 6 onces en tout d'alcohol à 26° R. et bouillant. Nous avons obtenu, par l'évaporation de cette solution alcoholique, 12 grains d'un sel qui, par l'action de l'acide sulfurique, a donné des vapeurs blanches à l'approche d'un peu d'ammoniaque. Ayant ensuite fait dissoudre une partie de ce sel, et soumis cette solution à l'action du nitrate d'argent, ce dernier a fourni un précipité soluble dans l'ammoniaque. Ces expériences prouvent que les 12 grains sont de muriate de soude ; et pour complément de la preuve, nous avons versé sur cette solution saline, du sous-carbonate de potasse, qui n'a point troublé sa transparence.

La masse alcaline que l'alcohol n'avait pas atta-quée, ayant été dissoute dans l'eau distillée et saturée d'acide acétique, nous l'avons placée dans une cap-sule de verre et soumise à l'évaporation au bain de sable, puis ayant fait agir l'alcohol sur cette nouvelle combinaison saline et sèche, tout l'acétate de soude a été dissous. Il est resté au fond du vaisseau une substance qui ayant été lavée avec l'alcohol, ensuite séchée convenablement, a pesé 18 grains. L'ayant fait dissoudre dans l'eau distillée, le muriate de ba-ryte, versé dans une partie de cette solution, y a fait naître un précipité abondant insoluble dans un excès d'acide ; dans l'autre portion de la liqueur, le mu-riate de platine, versé goutte à goutte, n'a pas trou-blé la transparence, c'est donc 18 grains de sulfate de soude.

Enfin, pour déterminer la quantité de carbonate de soude, nons avons décomposé l'acétate au creu-set, qui a fourni 303 grains de carbonate.

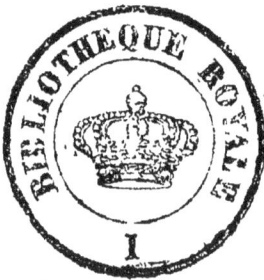

Analyse du Résidu insoluble dans l'Eau.

Les 134 grains insolubles dans l'eau ont été traités par l'acide muriatique étendu d'eau, qui a dissous avec effervescence les carbonates de chaux, de soude et de fer. Il n'a pas attaqué une matière grise que nous avons séparée par le filtre, qui, lavée et séchée, a pesé 26 grains. Cette substance, mise sur une lame incandescente, s'est comportée comme les matières végétales.

Le fer a été précipité à l'état d'oxide du muriate très-acide composé par l'ammoniaque. Cet oxide, lavé et séché, a été dissous dans l'acide muriatique, puis précipité à l'état de sous carbonate, par le sous-carbonate de potasse. Ce nouveau précipité, lavé, exposé à l'air et séché, a pesé 15 grains.

Ayant ensuite versé un excès de sous-carbonate de potasse dans les muriates restants, et lavé le précipité formé, nous avons fait agir à chaud, sur ce précipité, de l'acide sulfurique étendu d'eau, qui a formé un sel insoluble avec la chaux et du sulfate de magnésie. Après avoir filtré pour séparer le sulfate de chaux : le sous-carbonate de potasse, versé dans le liquide séparé, a précipité la magnésie à l'état de carbonate qui, lavé et séché, a pesé 23 grains.

Pour dernier résultat, nous avons fait bouillir le sulfate de chaux avec de la solution de sous-carbonate de potasse, le précipité formé de carbonate de chaux a pesé 70 grains

Moyen employé pour déterminer la quantité d'Acide carbonique contenu dans une pinte d'Eau minérale.

Nous avons disposé une cornue tubulée sur un bain de sable. Du col de la cornue partait un tube recourbé qui allait plonger dans une éprouvette contenant une solution de muriate de chaux et d'ammoniaque liquide; l'éprouvette recevait aussi un tube de sûreté. L'appareil étant ainsi disposé et luté, nous avons introduit proptement par la tubulure deux livres d'Eau minérale sortant de la source et ayant chauffé, le gaz acide carbonique s'est combiné avec l'ammoniaque. Cette nouvelle combinaison a décomposé le muriate de chaux : le carbonate de chaux provenant de cette réaction, après avoir été lavé et séché, a pesé 151 grains, qui représentent à peu près 52 grains d'acide carbonique ou 70 pouces cubes.

Résultat de cette Analyse.

On voit d'après les détails donnés que dix-huit livres d'Eau minérale du Sail-sous-Couzan, contiennent :

Carbonate de soude............ 303 grains
————————— de chaux............... 60
————————— de magnesie. 23
————————— de fer. ,............... 15
Sulfate de soude.............. 18
Muriate de soude.............. 12
Matière végétale............... 26
Acide carbonique..............
Ce qui fait pour chaque pinte.
Carbonate de soude........... 33 gr. 3/4
————————— de chaux........... 7   7/9
————————— de magnesie........ 2   1/2
————————— de fer............. 1   3/4
Sulfate de soude............. 2
Muriate de soude............ 1   1/3
Matière végétale............. 3
Acide carbonique............ 52
       ou (1) .... 70 pouc.cub.

(1) L'Analyse faite par M. Tamain, sous les yeux de
M. De Viry, est rigoureuse; néanmoins comme on a fait
depuis lors des progrès en chimie, et que d'ailleurs il
pourrait à la rigueur être survenu quelque changement
dans le rapport des principes qui entrent dans la compo-
sition des Eaux, nous ferons faire avec le plus grand soin
une nouvelle analyse que nous publierons plus tard, avec
un certain nombre d'observations propres à constater l'ef-
ficacité des eaux. **R**

PROPRIÉTÉS.

Le gaz acide carbonique qu'elles contiennent, donne à ces Eaux une saveur agréable et piquante qu'on trouve dans le vin de champagne ; ce même gaz les rend rafraîchissantes et tempérantes, conve-nables plus particulièrement aux tempéraments bi-lieux et aux sanguins ; l'on peut en boire sans incon-vénient, lors-même qu'on est baigné de sueur ; les animaux ruminants en sont très avides, mais les va-ches qui en boivent sont sujettes à perdre leur lait ; les principes qu'elles renferment, venant à l'appui de cette observation, on les administre avec succès dans les épanchements laiteux et les douleurs récentes occasionnées par le lait. Le fer, les muriate et sul-fate de soude les rendent apéritives, diurétiques, propres par conséquent à combattre quelques mala-dies des reins, les graviers, les calculs biliaires, les embarras récents des viscères abdominaux (2); les

(2) Elles sont très efficaces presque spécifiques dans les engorgements de la rate. La plupart des habitants de la plaine sont atteints de cette maladie; à la suite des fièvres intermittentes qu'ils ont éprouvées depuis plus ou moins longtemps; l'abdomen est resté un peu plus volu-mineux que dans l'état normal, on observe dans le côté gauche au-dessous des fausses côtes, de l'empâtement, de la dureté; le teint est pâle-jaunâtre; ces sujets sont faibles, languissants, sans énergie; si après les avoir fait placer dans une position convenable, on explore l'abdomen, on

personnes sujettes au soda ou ferchaud, aux vomis-
sements, aux ophtalmies, aux érysipèles ; celles qui
ont des dispositions au scorbut s'en trouvent très
bien : elles dissipent la chlorose, rétablissent le flux
menstruel, les hémorroïdes ; désobstruent dans l'ic-
tère les canaux de la bile, en évacuant par les voies
urinaires celle qui est dévoyée. Elles sont très-effi-
caces dans les maladies de la peau, démangeaisons,
boutons, gale, dartre ; enfin, dans nombre de mala-

trouve toujours la rate hypertrophiée, et dépassant les
fausses côtes de plusieurs pouces, quelquefois elle est
énorme, elle remplit les trois quarts de la cavité abdomi-
nale en refoulant les intestins et les autres viscères dans
l'hypocondre droit. Ces symptômes sont plus ou moins
prononcés, mais ils existent chez le plus grand nombre
des habitants de la plaine du Forez, surtout pendant les
mois d'août, septembre et octobre. On conçoit combien
l'usage des Eaux minérales, un air pur et vif, des bains
pris dans une eau claire et limpide, seraient avantageux
à de tels malades. Soit pour faire disparaître cet embarras
des viscères, soit pour les préserver à l'avenir des fièvres
intermittentes. Les habitants aisés de la plaine devraient
chaque année, au moins tous les deux ans, venir passer le
mois de juillet ou d'août, au Sail-sous Couzan.
    Dans les villes populeuses, Montbrison, Saint-Etienne,
Lyon, les personnes qui habitent des rues étroites et mal
percées, qui respirent un air vicié, font usage d'une eau
lourde et indigeste, sont souvent, principalement en été, dans
un état de langueur, de faiblesse, d'inappétence, ou ont des
digestions pénibles. Ces personnes se trouveraient fort
bien du séjour et de l'usage des Eaux du Sail-sous-Couzan.

R.

dies aiguës, et dans les fièvres d'accès elles servent
de boisson tempérante et remplacent avec avantage
les tisanes de même nature (3).

Un bassin carré, ceint d'un mur de même forme
et sans toit, contient les Eaux de cette source, dont
la hauteur ne varie jamais : elle est de la plus grande
utilité aux habitants du pays, qui en font leur boisson ordinaire, et s'en servent au lieu de levain pour
pétrir et aider la fermentation de leur farine. De
temps immémorial, les malades venaient y chercher
du soulagement ; presque tous, malaisés et sans gui-
de, ils s'en retournaient comme ils étaient venus, de
manière que ce bienfait de la nature eût été en quelque façon nul sans les soins de MM. de *Bonnefoi* et
Richard-de-Laprade. Ces deux médecins, armés du
flambeau de l'analyse et de l'observation, s'occupè-
rent de ces Eaux, en reconnurent et prônèrent les
vertus qu'ils réduisirent à de justes bornes. Il en ré-
sulta de la confiance, et, par conséquent, une plus
grande affluence qui subsiste encore , les uns, et ce
n'est pas le plus grand nombre, s'y rendent d'après
le conseil de leur médecin, les autres, de leur propre

(3) Elles conviennent aussi dans les métrites chroniques, la menorrhée, la dysmenorrhée, les écoulements
leucorrhoïques ou suite de blennorrhagie, et pour termi-
ner et affermir la cure des maladies siphilitiques : elles
sont employées avec succès dans les hydropisies commen-
çantes, les anasarques, les ulcères atoniques, les palpi-
tations, les affections vermineuses et une foule d'autres
maladies. **R.**

mouvement. C'est pour ces derniers que j'ai cru utile
de tracer ici, en peu de lignes la manière de les prendre et le régime à suivre.

La saison d'été que l'on choisit pour prendre les
Eaux de Couzan, est la seule convenable : elles s'ou-
vrent en juin pour finir au mois d'août : rarement
les prolonge-t-on en septembre, à raison de la fraî-
cheur du matin et du soir. On commence par deux
ou trois verres, en augmentant d'un chaque jour, et
allant ainsi par gradation, jusqu'à dix ou quinze au
plus. On ne peut que désapprouver les malades qui
dépassent cette dose, et la portent, ainsi que je l'ai
vu, à huit, dix bouteilles par jour. Les sujets irritables; dont la poitrine est faible et délicate, qui tous-
sent, feront sagement d'ajouter deux ou trois cuillé-
rées de lait de chèvre sur chaque verre (5). On

(5) Elles semblent contre-indiquées dans les maladies
chroniques de la poitrine; la phthisie tuberculeuse, l'hemo-
phthisie, l'asthme, les toux catarrhales, le crachement de
sang, chez les femmes enceintes et très irritables; si dans
ces cas on veut les essayer il faut le faire avec précaution,
les prendre en petite quantité, les couper avec du lait,
avec une infusion chaude de fleurs de mauves, de tilleul,
ou bien les édulcorer avec un sirop pectoral. Néanmoins
il est rare qu'elles soient nuisibles; j'ai vu plusieurs personnes dans les cas ci-dessus en faire usage contre mon
avis et contre celui de leur médecin, et s'en bien trouver.

Un homme de la plaine âgé d'environ 55 ans, asthmati-
que avec catarrhe-chronique, dyspnée, toux fréquente,
expectoration très abondante, surtout le matin, râte hypertrophiée, enflure des pieds et des jambes, ulcères atoniques

aiguisera les deux ou trois premiers avec quatre ou six grains de nitre, lorsquelles passeront difficilement. L'effet naturel de ces Eaux n'étant point de purger,

à la jambe gauche, se rendit au Sail, il y a quelques années; je l'engageai à ne pas prendre les Eaux, en lui disant qu'elles étaient contraires à sa maladie, qu'elles pouvaïent supprimer l'expectoration et amener rapidement la mort, que dans tous les cas il faudrait les couper avec une infusion de fleurs de mauves, chaude et édulcorée avec le sirop de gomme. Huit jours après je fus fort étonné de voir mon malade revenir en m'assurant qu'il avait pris chaque jour douze à quinze verrées d'Eau froide et sans les couper, et qu'il s'en trouvait parfaitement bien, en effet la toux, l'expectoration, l'enflure, la dyspnée avaient beaucoup diminué; le malade continua encore huit à dix jours l'usage des eaux, et repartit dans un état très satifaisant.

Une jeune personne à poitrine délicate, ayant de la toux, crachant souvent du sang, menacée de phthisie, prit aussi il y a deux ans les Eaux contre notre avis; dans le commencement elle les coupa avec le lait, elle s'en trouva parfaitement bien, elle est revenue l'année dernière, et s'en est encore fort bien trouvée.

Ces deux exemples, et je pourrais en rapporter un grand nombre bien faits pour donner de la confiance aux malades et rassurer les médecins, ne doivent pas cependant nous autoriser à conseiller légèrement les Eaux dans les phlegmasies aiguës ou chroniques de la poitrine; j'ai vu quelques cas où elles ont été nuisibles en irritant et en amenant des recrudescences.

Quant aux femmes enceintes, j'en ai vu plusieurs les prendre en petite quantité, quelques verrées chaque matin, et faire un usage modéré des bains sans aucun inconvénient.

R.

mais de pousser aux urines ou à la peau, on les sus-
pendra lorsqu'elles procureront une diarrhée incom-
mode. Il est inutile de prendre une purgation avant
ou après, à moins que quelques circonstances parti-
culières ne l'indiquent.

Le gaz que contiennent ces Eaux minérales, se
perdant en grande partie par le transport, on ne
saurait trop engager les malades à se rendre sur le
lieu même, demi-heure ou une heure après le lever
du soleil, pour y boire de quarts en quarts d'heure,
et en faisant de l'exercice. Dès que la tâche journa-
lière est achevée, l'on passe au bain, que l'on prend
entièrement d'eau douce ou mélangée avec quelques brocs d'Eau minérale, selon les vues qu'on se
propose. Il est à remarquer que ce mélange ne con-
vient point aux personnes nerveuses. On ne peut
point fixer la température du bain ; elle doit être re-
lative, et en général il faut qu'on y soit à son aise
pendant toute sa durée, qui ne doit pas excéder cinq
quarts d'heure.

Le régime exige de la dissipation, de la distrac-
tion, de l'exercice, une nourriture saine et de facile
digestion, du bon vin qu'on peut altérer avec l'Eau
minérale. Le souper doit être léger. On se garantira
soigneusement du froid, de l'humidité, et on se dé-
fendra du sommeil dans la journée. On les prend
pendant trois semaines ; mais ce terme n'est point de
rigueur.

Je termine ce mémoire par l'observation suivante :
le site de Couzan est tel, qu'il offre aux buveurs d'Eau

deux avantages inappréciables, 1.º la promenade,
qu'on peut utiliser et varier chaque jeur : 2.º celui
d'avoir, dans les plus grandes sécheresses, la faculté
des prendre des bains, soit domestiques, soit dans la
rivière même de Lignon, dont les eaux claires et
limpides ne tarissent jamais, et recèlent abondam-
ment dans leur sein des truites, des ombres, poissons
délicats, recherchés, et convenables par conséquent
aux malades (5).

Signé DE VIRY.

(5) Ces deux avantages doivent faire préférer les Eaux
du Sail aux autres Eaux minérales qui ont, à quelque chose
près, les mêmes propriétés, notamment à celles de Saint-
Alban, où l'on manque d'eau vive pour les bains dans les
grandes sécheresses.

J'ai vu plusieurs négociants de Lyon et de Saint-Etienne,
faire un éloge pompeux des bains du Sail; ils n'avaient
jamais éprouvé, disaient-ils à la sortie du bain, le même
calme le même bien-être qu'au Sail-sous-Couzan; ils ajou-
taient qu'ils y reviendraient ne fût-ce que pour les bains.
cela se conçoit lorsque l'on réfléchit que le Lignon avant
d'arriver au Sail coule dans des gorges, des rochers et des
précipices, de cascade en cascade; ses eaux continuelle-
ment battues sont très vives et très légères, et doivent
contenir beaucoup d'air et de gaz oxigène.

R.

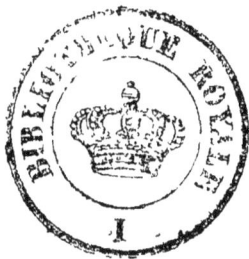

www.ingramcontent.com/pod-product-compliance
Lightning Source LLC
Chambersburg PA
CBHW070218200326
41520CB00018B/5696